Les 10 ingrédients essentiels pour qu'un couple fonctionne

Du même auteur

Hurle ton silence pour briser la loi du silence un livre qui parle des différent harcèlement qui et à vente sur le site Amazon.

La journée d'un Sans Domicile Fixe qui parle sur les sans abris qui et à vente sur le site Amazon.

Préface

Comment garder la flamme vivante et faire durer l'amour, malgré la routine? y a-t-il une recette du bonheur conjugal durable?.
Ils se marièrent… et ils vécurent heureux, jusqu'à la fin des temps…

Ah! Si la vie de couple pouvait toujours être aussi simple! mais, dans la course du quotidien, la vie à deux relève souvent plus du défi que du conte de fées!

À défaut d'une recette miracle, ce livre propose, 10 ingrédients essentiels pour une vie de couple harmonieuse.

Ce livre parle de l'amour et vous donne des conseilles pour faire durer votre couple.

Avant Propos

Le couple à travers le temps

Aujourd'hui, plus d'un mariage sur deux se termine par un divorce.

En 1980, il s'agissait d'un mariage sur 3.

Ces chiffres sont causés par de nombreux facteurs, mais le constat reste le même: on ne s'engage plus pour la vie!

Serait-ce parce qu'il est plus agréable de papillonner d'une fleur à l'autre ou parce que nous avons perdu la capacité de vivre ensemble?

Dans une époque où tout s'accélère, où la technologie nous permet d'avoir accès à tout et tout de suite, nous avons pris l'habitude de zapper continuellement.

Nous passons d'un programme TV à un autre, d'un job à un autre, d'un pays à l'autre en un rien de temps.

Ces changements sociétaux nous ont fait perdre l'habitude de prendre le temps.

De ce fait et pour en revenir au sujet qui nous intéresse, lorsque ça ne va plus dans le couple et ben on zappe! fini les prises de têtes, on dit! Oui, MAIS à force de dire on se retrouve seul à affronter toutes les urgences de la vie qui nous épuisent.

Nous avons tous besoin de piliers dans notre vie pour nous soutenir et nous aider à avancer lorsque nous faiblissons.

Voilà à quoi peut servir un homme (entre autres bien évidemment).

Mais pour avoir un pilier solide, il faut construire.

Il faut construire une relation et cela ne peut se faire qu'en prenant le temps de se connaître et d'établir un rapport de confiance. Alors, arrêtons de zapper et essayons de construire.

Pour ce faire, je vais vous donner les 10 ingrédients que je juge essentiels au succès d'un couple.

Je les ai hiérarchisés par ordre d'importance: en commençant par l'ingrédient jugé le plus fondamental.

Il est important d'ajouter que les différents niveaux sont interconnectés.

C'est-à-dire que sans l'ingrédient 1, il serait difficile d'avoir le 2.

Ils s'encastrent alors comme des poupées russes et se sous-tendent les uns les autres.

Partager les mêmes valeurs fondamentales

La première leçon que j'ai tirée de mon expérience concerne l'importance de trouver une personne qui partage les mêmes valeurs ainsi qu'une vision semblable de la vie et du couple. Je ne dis pas qu'il faut trouver son double parfait (existe-t-il et supporterions-nous d'être avec notre clone? je ne le pense pas), mais les valeurs fondamentales qui dirigent nos actes et font de nous ce que nous sommes doivent être partagées par le partenaire.

Dans le cas contraire, des frustrations et des conflits surviendront tôt ou tard (généralement très tôt cela dépend de votre sens du compromis) et mettront un terme à la relation.

Il est important de pouvoir partager et commencer à construire la relation sur un socle commun.

Sinon, la relation ressemblera à un château de sable.

Je suis alors, vous le comprendrez, pour l'adage: qui se ressemble s'assemble et je pense que les opposés peuvent s'attirer, mais qu'ils ne durent pas longtemps.

Je ne dis pas qu'il faille posséder le même caractère.

Au contraire, il est très enrichissant de se compléter et de s'améliorer en puisant dans les forces, les compétences et les qualités de l'autre afin de combler ce qui fait défaut chez nous. Ainsi, si nous sommes plutôt de nature stressée il peut être très agréable d'avoir un partenaire posé et rassurant qui nous mettra en confiance.

Il s'agit ici de différences spécifiques au niveau du caractère qui peuvent ne pas poser de problèmes et au contraire offrir un équilibre à la relation.

Ce qui en revanche pose problème, à mon sens, est la non-adéquation des valeurs fondamentales qui façonnent notre être et notre rapport à la vie.

Pour donner un exemple, je dirais qu'un homme pour qui le fait de construire une famille et d'avoir des enfants constitue une de ses valeurs principales ne pourra pas être heureux avec une femme carriériste qui ne souhaite pas avoir d'enfants.

Quels sont les ingrédients essentiels pour qu'un couple fonctionne ? cela fait maintenant quelques années que je suis avec ma femme et je réfléchissais aux raisons pour lesquelles notre couple fonctionnait, ce qui m'a amené à réfléchir sur le pourquoi des ruptures.
Je désire écrire ce livre pour 2 raisons :

Premièrement, je pense que de nombreuses personnes ne comprennent pas le réel fonctionnement d'un couple, une fois les béquilles (que sont les passions volatiles du début) lâchées, la plupart des couples ne perdurent que peu de temps.

Je pense que la raison d'un tel phénomène est que l'on n'apprend pas à vivre en couple.

Oui, ce n'est peut-être pas romantique ce que je dis, mais c'est la réalité : être en couple, ça s'apprend et malheureusement personne ne nous l'apprend.

À l'époque, nous pouvions simplement l'étudier en observant nos parents.

Malheureusement, si nous faisons cela maintenant nous courrons la plupart du temps à l'échec.

Si pour vous, l'apprentissage de vivre ensemble, de se connaître, de comprendre le fonctionnement et la synergie de son couple fraîchement formé n'est pas la chose la plus romantique qu'il soit, je ne donne pas long feu à votre histoire.

Deuxièmement, la source principale des disputes et des ruptures est une malheureuse incompréhension entre l'homme et la femme.

Pour pallier ce problème, ce livre sera double : le point de vue d'une femme, et le point de vue d'un homme.

Aucun deux n'aura discuté sur ce sujet précédemment pour ne pas baiser l'exercice.

À chaque ingrédient, nous devrons aussi expliquer de quelle manière concrète l'autre doit agir pour que nous le ressentions ainsi.

Lectrices et Lecteurs, je vous conseille de lire attentivement ce livre, je vous incite à lire le point de vue d'une femme et d'un homme.

Par la suite, nous soulèverons les différences et en analyserons les causes.

Tous le monde pense a ce mettre avec une très belle femme du genre top model ou un homme très beau, musclé et riche cela me fait rigoler et je pense que vous cherchez le prince charment ou la princesse, pour faire sa mettez vous avec une célébrité.

Moi je trouve qu'il faut laisser parler son cœur et ces sentiments c'est ce que j'ai fait je me suis marié avec une femme plus âgée que moi de 21 ans de plus que moi et je suis l'homme le plus heureux du monde sa fait 9 ans qu'on et marié et sa dure et dura pour toujours cela et vrai comme dans tous les couples on a des hauts et des bas comme on dit un ménage sans nuage et pas un bon ménage mes on et heureux.

L'amour na pas de limite qu'on soit avec une femme ou un homme de petite taille ou grande taille, obèse ou mince, de couleur différent, d'age différent, du même sexe, riche ou pauvre, musclé ou pas, très beau, belle ou pas cela na rien avoir laisser parler votre cœur et vos sentiments pour quoi avoir des critères ? avez - vous posez la question que si vous vous mettez en couple avec les critères que vous avez choisi si vous serez heureux ou heureuse dans votre vie ? moi je dit non il aura la jalousie, le manque de confiance et la tromperie suivi d'un divorce ou d'une séparation.

Moi j'étais comme vous j'avais des critères et j'ai subi 1 divorce et 4 séparations avant de connaître ma femme et j'ai laisser parler mon cœur et mes sentiments et voila le bonheur parfait.

Sommaire

Les 10 ingrédients essentiels pour qu'un couple fonctionne – le point de vue d'une femme
Les 10 ingrédients essentiels pour qu'un couple fonctionne – le point de vue d'un homme
Biographie

Les 10 ingrédients essentiels pour qu'un couple fonctionne – le point de vue d'une femme

L'amour, au fond, c'est comme une tour qu'on construit.

La preuve à la fin de cet article...

Il n'y a rien de plus beau que de voir deux personnes âgées se promener main dans la main, le visage ridé par le temps, et l'amour toujours aussi intact après des décennies de vie commune. Comment faire pour émouvoir les passants à notre tour dans quelques années et leur montrer que l'amour, ça peut durer toute une vie ? réponse en 8 leçons + une super conclusion métaphorique qui va changer votre vie.

1. Croire

Le plus grand secret dans la vie, pour que les choses fonctionnent, c'est d'y croire.

Si tout se passe déjà bien entre vous, que vous êtes profondément amoureux et que vous voulez construire une belle histoire à deux, commencez par vous dire que celle-ci n'a pas de fin écrite.

Pourquoi être pessimiste quand tout va bien, bande de mazos ? arrêtez de vous faire du mal inutilement, de stresser pour rien et répétez-vous que vous avez tout pour vivre de belles années ensemble.

Sinon, vous allez asphyxier l'autre et étouffer votre jolie relation.

Ce qui est absurde.

Or, en vous délestant de cette peur et de cette pression, vous allez avoir le cœur léger, respirer de liberté et de joie de vivre, de sérénité, voir les choses sous un angle positif et donc donner encore plus d'amour et de bonheur à votre conjoint.

Le pactole, quoi !

2. Être une femme avant d'être une petite-amie

Le plus grand tue-l'amour d'un couple ? c'est quand on se dit qu'on n'est rien sans son homme.

Combien de femmes ont collé leur copain, très possessives et angoissées, en se répétant que sans lui elles ne sont rien ? rien de mieux pour asphyxier un mec et le faire fuir!

Une fois de plus, vous devez déstresser et vous dire que si ça s'arrête, c'est que ce n'était pas le bon (même si vous êtes accros!) et que vous trouverez la perle rare ailleurs.

Car l'âme sœur n'existe pas.

En fait, dans ce monde, vous avez plusieurs âmes sœurs.

Encore heureux : vous imaginez les chances de rencontrer un mec, sinon ?

Gardez cela en tête permet de relativiser et de continuer à construire, en plus de la vie à deux, sa propre vie. Avoir une vie perso géniale et une vie de couple extra, c'est pas le top ?.

Par ailleurs, toute situation de dépendance est malsaine.

La preuve en un petit dialogue (pas si) fictif :

- Pourquoi se montrer aussi dépendantes ?
- C'est parce qu'on a besoin de lui, tiens !
- Pourquoi on a besoin de lui ?
- C'est parce qu'il nous apporte plein de choses et qu'il est un peu comme une pièce manquante de nous-mêmes.
- Donc, pour résumer, être aussi dépendantes est la cause d'un manque qu'on a en nous et qu'on cherche chez l'autre ?
- Euh...ben...oui.
- Donc en gros, l'homme ou la femme est un pansement.
- ...euh...ben...non...enfin...euh......"

Or, vous avez tout ce dont vous avez besoin en vous ! souvent, on cherche chez les autres des choses qu'on n'assume pas, qui nous font peur et qu'on refoule (dans notre passé, notre présent ou notre personnalité), ce qui crée irrémédiablement une situation malsaine et qui entretient notre malaise.

Donc, on prend conscience de notre génialitude, on assume tout chez nous, on arrête d'avoir peur et on ce lâche!

C'est ainsi que vous serait la femme que vous devais être, heureuse, libre et épanouie.

Comme dit le sage, on ne peut pas être bien avec quelqu'un si on n'est pas bien avec soi-même. Conclusion : soyer d'abord bien en couple avec vous même avant de laisser quelqu'un entrer. Et là, ça ne pourra que fonctionner.

3. Être tolérants

Avec le temps, lorsque la magie hormonale diminue, les petits défauts de l'autre ont tendance à nous énerver, de plus en plus, alors qu'au fond de nous on sait que c'est le bon.

Au lieu de râler, regardez-vous dans une glace : vous aussi vous avez plein de défauts ! Et puis au final, ce qui vous énerve chez lui, ce ne sont que des détails.

Donc on arrête de focaliser dessus, de se plaindre, de trop en demander.

Monsieur est humain, comme vous.

A la place, on enfile des lunettes positives pour voir en priorité tout ce qui va bien ! c'est plus chouette comme ça, non ?

4. La communication

En parlant, tout se résout souvent (très) facilement alors que si on retient nos doutes et notre colère, tout ne va faire que s'amplifier, à la manière d'une boule de poussière qui grossit et grossit si on la laisse dans un coin.

Ou d'une cocotte minute qui explose par trop de pression.

Vous en avez marre qu'il ait encore oublié de descendre les poubelles ? plutôt que de lui sauter dessus en l'accablant de reproches disproportionnés, faîtes-lui remarquer calmement, avec diplomatie et pédagogie.

Oui, un peu comme Super Nanny, mais version couple.

La communication est très importante dans un couple.

Elle doit toutefois suivre une règle primordiale qui renvoie elle-même à l'ingrédient précédant: celle du respect de l'autre.

Ce respect dans l'échange peut se traduire de différentes façons.

Par exemple, il faut savoir user de diplomatie pour ne pas vexer l'autre et transmettre son message efficacement.

Dire une chose de façon agressive ne fera que braquer votre partenaire et empêchera tout échange constructif.

Il est également important de ne jamais garder pour soi des sentiments négatifs sans en aborder rapidement le sujet.

Si quelque chose vous déplaît, communiquez le plus vite possible, dans les heures ou les jours qui suivent.

Cela vous permettra d'éviter d'accumuler tensions et frustrations.

Sinon, celles-ci ressortiront tôt ou tard et bien souvent sous la mauvaise forme lorsque vous n'arriverez plus à les contenir.

La communication suppose aussi l'écoute.

Pour que l'échange soit constructif, il faut s'intéresser sincèrement aux paroles de notre conjoint afin de pouvoir lui apporter une réponse directement liée à ses préoccupations.

La communication repose donc sur un réel partage où chacun y trouve un espace pour s'exprimer.
La communication est un outil essentiel des relations humaines et comporte plusieurs fonctions bénéfiques.

Elle permet d'échanger sur une infinité de sujets dans le but d'informer et de s'informer.

Elle permet également d'apprendre à mieux se connaître en partageant, par exemple, autour de ses passions, de ses valeurs, de ses expériences et de ses goûts.

Elle laisse également une place à la confession et aux demandes de conseils.

Enfin, elle permet aussi de réguler des incompréhensions et des désaccords.
Cette dernière fonction est primordiale dans un couple, car elle évite de laisser de petits riens prendre de l'ampleur et venir gâcher votre relation.

5. Débrancher le cerveau

L'amour, ça marche avec le cœur, pas avec le cerveau.

Laissez-vous porter, sans écouter votre raison et surtout pas les autres.

Plutôt que d'essayer de rationaliser quelque chose qui ne peut pas être rationalisé, faîtes-vous confiance et faîtes-confiance à la vie.

Les plus belles histoires d'amour sont souvent celles qui défient la raison...

Vous vivez une relation à distance ? continuez-la sans vous prendre la tête, vous trouverez bien une solution ! vous avez une différence d'âge ? et alors, laissez-ce problème à votre future vous-même.

Des peurs concernant votre couple vous submergent ? ouvrez votre cœur à votre homme, même si vous avez peur d'avoir l'air bête ou de le blesser; sinon BOOM.

Si votre relation est respectueuse et que l'amour est là, profitez-en tout simplement, bande de chanceuses !

6. Être un couple unique

Chaque couple est différent, avec ses propres caractères, sa propre histoire.

Il est donc inutile et dangereux d'essayer de se calquer sur d'autres modèles.

On peut écouter les conseils de couples qui durent mais pas tomber dans le mimétisme.
L'amour n'a pas de loi. C'est ce caractère unique des relations qui rend cet état si beau.

7. S'élever ensemble

Être deux, n'équivaut pas à l'opération: $1 + 1 = 2$.

À mon sens, une relation est vraiment bénéfique lorsque: $1 + 1 = 3$.

En effet, à deux on devient plus que la somme des parties.

On incarne un nouvel élément, de nature différente et bien plus fort.

Que ce soit à travers la communication et/ou les actes, on se soutient, on se rend plus fort, on s'entraide. Autrement dit, les forces de l'autre vous élèvent, vous rendent meilleur.

Être en couple doit apporter un plus aux deux parties prenantes.

Si la relation n'est pas gagnante-gagnante alors vous perdrez tous les deux au final, car le manque de réciprocité se fera sentir de façon trop importante.

Pour gagner, il faut que chacun puisse influencer l'autre de manière positive.

En effet, lorsque l'on côtoie une personne motivée à prendre soin de son physique, de ses relations, de son travail, de son moral, etc.. cette attitude peut avoir un grand pouvoir d'influence sur nous.

Par exemple, dans le cas où votre conjoint aurait une façon de penser ou d'agir qui ne vous était jamais passée par l'esprit et qui pourtant pourrait améliorer votre quotidien.

Ou encore parce que vous voyez les bénéfices de ce qu'il fait et que cela vous motive à en faire de même.

Plus concrètement, si votre conjoint à d'excellentes habitudes sportives, vous pourriez vous laisser tenter de les adopter parce que vous vous rendez compte qu'elles auraient un impact positif sur votre vie.

De cette façon, vous pourriez laisser tomber vos mauvaises habitudes pour en prendre de nouvelles plus saines.

Attention, si au contraire votre partenaire vous tire vers le bas avec de mauvaises pensées et habitudes il vaut mieux partir, car vous seriez meilleur(e) seul(e) qu'à deux.

Être avec l'autre, ça ne veut pas dire le coller, hein ! ça, vous l'avez compris, c'est à bannir.

En revanche, être avec quelqu'un, ça veut dire construire à deux.

Même avec le temps, vous devez continuer à vous intéresser à l'autre, à discuter et à apprendre de lui.

Faîtes des projets, même petits ! Et respectez-vous, toujours.

8. Confiance

La confiance dans le couple constitue pour moi le deuxième ingrédient essentiel au succès d'une relation amoureuse.

Cet ingrédient ne peut exister sans l'honnêteté et la fidélité.

En effet, c'est en faisant preuve de ces deux qualités que l'on forge et renforce la confiance auprès de l'autre.

La fidélité ici est prise au sens large.

J'entends aussi bien le fait d'être fidèle en n'allant pas voir ailleurs, mais également fidèle au sens de ne pas trahir par des actes ou des paroles son conjoint lorsqu'on se trouve avec d'autres personnes (peu importe le sexe).

Être honnête et fidèle constitue alors une base fondamentale pour créer une relation de confiance.

Toutefois, d'autres éléments contribuent aussi à l'instaurer.

Par exemple, savoir que l'autre gardera tous vos secrets pour lui-même sans jamais les confier à un tiers ou faire de gaffes au plein milieu d'un repas de famille est essentiel.

Avoir la possibilité de se confier sans être jugé, rabaissé ou critiqué permet également de poser les conditions favorables à un échange basé sur de la confiance.

En effet, si l'autre se montre rassurant la confession s'en verra facilitée.

Sans cet ingrédient, la relation restera superficielle, remplie de doutes et de peurs.

Une confiance rompue peut amener à des sentiments extrêmement violents tels que la vengeance et la haine et ne pourra, à mon avis, jamais être complètement restaurée.

9. Le respect

Le respect de l'autre est un élément essentiel du couple.

En effet, avec le temps qui passe on pourrait avoir tendance à ne plus respecter l'autre parce que l'on est devenu très familier.

N'avez-vous jamais remarqué que c'est avec nos proches, les personnes qui comptent le plus pour nous (tels un conjoint, un parent ou un meilleur ami) que l'on peut se montrer le plus exécrable possible? nous avons parfois tendance à nous laisser aller et dépasser les bornes face à ceux qui, nous le savons, pardonneront nos humeurs passagères.

Le méritent-ils pour autant? non, mais alors pourquoi ne pas s'être acharné sur cet inconnu qui vous a fait devenir fou l'autre jour dans la file d'attente? simplement parce que la plupart du temps nous voulons donner une bonne image de nous-mêmes aux personnes qui nous ne connaissons pas.

Il se peut ainsi qu'après une journée désagréable nous nous défoulons sur les mauvaises personnes.

Celles qui comptent pour nous, mais que nous pourrions bien perdre en continuant de la sorte.

Il faut aussi ajouter qu'au début d'une relation nous avons tendance à prendre sur nous et contrôler nos émotions.

Le problème arrive lorsque, petit à petit, nous nous permettons d'être moins agréables envers l'autre.

Sans nous en rendre compte, nous initions ainsi notre pente descendante via la rupture.

Il suffit de commencer: une parole désagréable.

Une fois ça passe, deux fois ça passe aussi, mais voilà que cette énième fois monsieur/madame répond.

On prend l'habitude de mal se parler, on se fatigue, on se déçoit.

L'envie de faire des efforts disparaît.

C'est ainsi qu'en perdant patience on ne respecte plus l'autre et cela peut dégénérer jusqu'aux prises de main.

Le tableau que je vous brosse vous paraîtra peut-être un peu noir, mais il suffit d'une fois, de quelques mots déplacés pour ouvrir la porte de l'insolence en scellant du même coup à jamais celle du respect.

Partager avec son conjoint est essentiel.

Que se soit à travers la communication ou par le biais d'activités, il est important de pouvoir se retrouver sur des goûts communs.

Il n'est pas nécessaire de tout partager, mais si au contraire, l'on ne partage rien, alors on ne peut pas parler de relation.

Pourquoi être en couple si chacun fait sa vie de son côté sans ne jamais s'arrêter un moment à deux pour s'unir lors d'une même activité? passer des moments ensemble, ne serait-ce que pour écouter une musique, discuter d'un sujet, faire une partie de tennis ou partir en week-end par exemple, contribue à solidifier la relation en créant un vécu et des souvenirs communs.

De plus, partager permet de s'enrichir mutuellement en découvrant les goûts et les idées de l'autre.

Cette idée vous semble aller de soi? il existe pourtant plus de couples qu'on ne le pense qui vivent chacun leur vie de leur côté oubliant du même coup la raison d'être d'une relation.

Compromis cet ingrédient est à utiliser avec parcimonie.

Oui, il est important d'apprendre à faire des compromis.

On ne peut pas se comporter à deux comme on le ferait tout seul.

Être égoïste dans une relation n'est pas être en relation.

En effet, si chacun fait toujours comme il l'entend rien ne pourra être construit et vous ne pourrez jamais former 3 à deux (cf., ingrédient 5).

Il faut donc savoir de temps en temps prendre sur soi pour faire plaisir à l'autre.

De cette façon, nous nous ouvrons à l'autre et gagnons la possibilité de découvrir de nouvelles choses.

En fonctionnant ainsi chacun met du sien pour favoriser l'épanouissement de l'autre et donc au final celui de la relation.

Si vous partagez les mêmes valeurs fondamentales (cf., ingrédient 1) il est probable que vous aurez déjà beaucoup de choses en commun et ce n'est pas quelques rares compromis qui seront difficiles à accomplir.

Si au contraire, votre relation vous demande de faire fréquemment des compromis, c'est que vous êtes peut-être trop différents pour être ensemble et cette différence risquerait de vous peser avec le temps.

Au début de la relation, il pourra vous sembler facile de faire des efforts et des compromis, car tout est beaucoup plus aisé au départ: vous êtes fou amoureux, vous ne vous connaissez pas encore très bien, vous voulez vous montrer sous votre meilleur jour, etc.....

Mais peu à peu vous ne vous vous sentirez plus vous-même et aurez l'impression de penser bien plus aux besoins de l'autre plutôt qu'aux vôtres sans ne plus réussir à vous reconnaître. Trop de compromis traduisent, à mon sens, une erreur de casting.

Changez vite de partenaire, car vous ne serez jamais heureux/se.

La complicité dans un couple est belle à voir.

Elle traduit un sentiment de bien-être, de confiance et de soutien.

Lorsqu'un couple se comprend sans avoir besoin d'échanger des paroles ou qu'un simple regard suffit à transmettre un message, cela prouve la force de la relation.

Prenons l'exemple d'une soirée où vous êtes au restaurant avec votre conjoint et des amis. Vous commencez à vous sentir très fatiguée et votre partenaire le lit dans votre regard.

En initiant le départ, il fera preuve de compréhension et d'empathie et cela vous prouvera sa complicité.

Ou encore si vous dites quelque chose de faux face à d'autres personnes, il peut très bien jouer le jeu de la complicité en évitant de signaler que vous dites une bêtise.

Cette complicité renforce alors le couple face au monde.

Si vous partagez dans votre couple des valeurs semblables, que vous êtes complices, il n'y a pas de raisons que vous ne riez pas.

Rire fait énormément de bien à votre mental.

Donc si vous riez vous améliorez votre bien-être à tous les deux.

De plus, le rire est un outil puissant contre les tracas du quotidien.

En riant des choses difficiles, vous les rendrez plus supportables.

10. Éclatez-vous

Qu'est-ce qu'un couple, au fond ? ce sont 2 personnes qui ont un gros feeling et qui sont en plus attirées par l'autre.

Votre homme, c'est aussi votre meilleur ami, votre famille, mais avec du désir en plus.

Alors, entretenez le côté "amis" et le côté "olala" de votre relation !

D'un côté, optimisez la complicité par des sorties, des voyages, des moments de partage uniques, histoire de s'amuser et d'éviter de ressembler à 2 vieux couple.

D'autre part, entretenez la flamme en continuant à vous amuser au lit.

Ici aussi, débranchez votre cerveau et laissez-vous aller ! qui sait, vous découvrirez peut-être en vous.

POUR RESUMER : Conclusion

Vous venez de découvrir les ingrédients que je juge fondamentaux pour construire un couple sain qui fonctionne.

Cela prend du temps et il s'agit de ma recette. Si elle vous intérese, vous êtes libre de l'adapter selon vos personnalités et vos goûts en réalisant vos propres dosages.

Mais n'oubliez pas, si vous retirez un ingrédient elle sera vouée à l'échec.

La métaphore de la tour afin de rester dans les métaphores, disons qu'un couple, c'est aussi comme une magnifique tour qu'on construit.

Au départ, on tâte le terrain, ensuit on pose quelques fondations, puis on commence à construire et on pose de plus en plus de briques.

Ça vous semble cohérent ? Alors, quelles leçons tirer de cette image ?

- Si l'un de vous est rongé à l'intérieur par des problèmes qu'il essaie de résoudre et qu'il les fuit en s'enfermant dans la relation, la tour craquera, car construite sur des bases rouillées.

- Si vous n'avez pas construit sur des bonnes fondations, que vous n'êtes pas totalement en phase et que vous n'êtes pas des matériaux bruts -c'est à dire vous-mêmes, sans artifices- la tour s'effondrera.

- Si l'un apporte plus de pierres que l'autre, la tour penchera dans un sens et se cassera la figure.

- Si vous êtes trop stressée en vous répétant que la tour va tomber, vous allez paniquer, la construction va se figer, se compresser et imploser.

- Si vous stoppez la construction, en n'étant plus à l'écoute de l'autre et en ne vous intéressant plus à votre partenaire, la tour vieillira, deviendra une ruine appartenant au passé et elle s'effondrera.

- Si vous continuez de construire avec lui en vivant plein de choses sympas, en apprenant sans cesse de lui, avec lui, en planifiant et en concrétisant des projets, et en ayant la même vision de la construction, la tour continuera à pousser, à pousser, à pousser, très haut.

Je ne suis pas contre une certaine forme de routine dans une relation.

Je pense qu'il est sain d'avoir certaines habitudes et repères.

Le niveau de routine que vous choisirez dépendra votre vos personnalités respectives. Certaines personnes la détestent alors que d'autres, comme moi, en apprécient certaines facettes.

Ce qui est dangereux serait une relation 100% routine.

Trop de routine tue la routine! dans la vie, il faut savoir trouver le juste milieu et ne jamais se trouver dans des extrêmes.

Pour oxygéner le couple, il me semble important d'apporter un peu d'air frais de temps en temps dans la relation.

Il y a différentes façons de le faire. Par exemple, en préparant une surprise à l'autre (un petit week-end romantique), ou encore en lui proposant de découvrir un nouveau restaurant, un nouveau lieu, ou finalement en lui suggérant une nouvelle activité à entreprendre ensemble (pourquoi pas un cours de cuisine?).

Ce qui est difficile ce n'est pas de trouver quelque chose de différent à faire, mais de le mettre effectivement en place alors que tout semble si bien organisé…

Les 10 ingrédients essentiels pour qu'un couple fonctionne – le point de vue d'un homme

Il va sans dire qu'il y a un nombre bien plus élevé d'ingrédients que 10 ! j'ai choisi ce nombre pour que nous nous limitions à ceux qui nous semblent principaux.
En plus, comme vous l'aurez remarqué, j'aime bien «10» comme nombre allez, on s'y lance !

1. La confiance

Un couple doit avoir une confiance absolue l'un envers l'autre, et cela dans tous les aspects de la vie.
Je dois pouvoir dormir sur mes deux oreilles même si je suis loin de chez moi.
Mais la confiance ne s'arrête pas à ce domaine, chaque membre du couple doit savoir qu'il peut compter sur l'autre, peu importe la situation.
Même si une grave dispute est en cours et que l'autre apprend une triste nouvelle ou simplement une nouvelle trop stressante, il/elle doit être capable d'abandonner toute sa rancœur pour s'occuper de son partenaire.
C'est aussi l'assurance que l'autre personne ne nous fera jamais du mal volontairement, que malgré les circonstances, elle nous souhaitera toujours du bien.
Avoir confiance c'est savoir que peu importe la situation, l'on pourra toujours compter sur l'autre.
Concrètement: la confiance se construit lentement et se détruit facilement.
Malheureusement, il est impossible d'attendre un acte extraordinaire de sa copine pour soudainement lui confier notre entière confiance.
C'est un processus incrémental où, jour après jour, la confiance se construit et se solidifie.
Cependant, il suffit d'un seul acte – tromper, abandonner à un moment difficile, trahir, etc.... – pour que la confiance se rompe.
Soyons honnête, malgré des années d'édification, il suffit d'une seule petite seconde pour ébranler définitivement l'édifice.

2. Le respect

Peu importe les choix et décisions de l'autre (s'ils n'ont pas un impact direct sur notre vie. Par exemple, sortir avec deux personnes en même temps), il faut absolument les respecter.
Il n'est pas forcément nécessaire d'avoir une grande capacité d'empathie pour respecter l'autre.
Si même à certains moments, il est difficile de comprendre pourquoi l'autre agit ou a agi de telle ou telle manière, nous ne devons en aucun cas mépriser ce ou ces comportements.
En comprenant le mépris, nous pouvons comprendre le respect.
Il ne faut jamais mépriser son compagnon, c'est-à-dire le rabaisser, lui faire comprendre ou lui dire explicitement qu'il est inférieur à vous, que ses décisions sont mauvaises, qu'il n'a rien accompli, etc....
Si vous ne respectez pas la personne avec qui vous êtes, c'est vous-même que vous devriez mépriser !
Concrètement : respecter l'autre, c'est accepter que cette personne à un autre point de vue que le notre et ne pas tenter de lui imposer le nôtre.
Respecter, c'est reconnaître que nous n'avons pas la science infuse et qu'une décision qui, de prime abord, nous semble fausse peut être correcte.
Respecter, c'est soutenir malgré l'échec et savoir au plus profond de nous qu'avec la même paire de chaussures nous aurions probablement fait le même choix.
Respecter, c'est ne jamais insulter, ne jamais maltraiter, ne jamais mépriser et ne jamais

rabaisser.
Respecter, c'est admirer l'autre, le soutenir, lui donner force et confiance dans les buts qu'il vise, c'est percevoir nos divergences d'avis comme une source de gain et non comme une source de dispute.

3. La communication

Communiquez, communiquez, COMMUNIQUEZ !!! combien de fois des ruptures ont-elles lieu pour des bêtises où une simple explication de 30 secondes aurait tout calmé ? il est capital de parler de ses valeurs, de ses peurs, de ses rêves avec la personne aimée.
Encore plus important, il faut dire à l'autre personne instantanément et calmement si son comportement vous a déplu ou blessé.
Ne laissez jamais un déchet de rancœur au fond de vous.
Ce petit non-dit grandira, prendra des forces chaque jour pour enfin exploser de manière disproportionnée à cause d'un petit élément déclencheur n'ayant la plupart du temps rien à voir.
Attention, communiquez toujours dans le respect.
On peut dire à quelqu'un que son comportement nous a déplu sans devoir le mépriser.
Il est aussi essentiel d'expliquer pourquoi ce comportement nous blesse et comment faire pour éviter que cet événement se reproduise tout en étant attentif à la réponse de l'autre.
Concrètement : À aucun moment, nous ne devons commencer à bouder ou bougonner sans aucune raison particulière ou encore exploser dans une colère disproportionnée pour une situation sans importance.
Une situation qui nous déplaît ? Voilà le plan à suivre :

• Commencer l'interaction avec un terme d'affection comme doudou, chéri, mon sucre d'orge, etc..... pour montrer que nous ne sommes pas agressifs et que la dispute n'est pas notre objectif.
Encore mieux, amorcer l'interaction avec un geste d'affection comme embrasser ou prendre dans les bras.

• Prendre une intonation douce et amoureuse, en aucun cas sèche, cassante et avec un ton de reproche.

• Expliquer objectivement la situation et l'acte précis que l'autre vient de faire.

• Renseigner l'autre de ce que l'on vient de ressentir à propos de cet acte en utilisant « je ». Par exemple: « quand tu fais… ça me stresse beaucoup ».
Ne pas utiliser de « tu » en lui mettant sur le dos votre état : « quand tu fais… tu m'énerves à un point ! ».

• Faire preuve d'empathie en ajoutant que vous savez pertinemment que son comportement ne venait pas d'une mauvaise intention et qu'il est probable que pour d'autres personnes ce ne soit qu'un détail tout en ajoutant que pour vous c'est important et pourquoi.

• Décrire précisément le comportement que l'autre pourrait prendre pour éviter de vous déplaire, de vous déranger ou de vous blesser.

• Le remercier et finir par un compliment sur un aspect où il s'est déjà amélioré.

• Ne surtout pas oublier de noter l'effort qu'il fera la prochaine fois et de le complimenter à ce sujet.

4. L'attirance physique

Je ne parle pas de sexe, mais d'apprécier le corps de l'autre.
Peu importe les années, regarder toujours et beaucoup d'admiration sa belle en train de se réveiller gentiment quand vous lui ramener le petit déjeuner ou le café au lit et en train de la regarder s'habiller/déshabiller ne devrait jamais se perdre.
Je ne pense pas qu'un couple puisse fonctionner s'il n'y a pas une certaine admiration pour le corps de l'autre, avoir envie de la toucher, dans l'embrasser, de sentir son corps, son odeur, etc.....
Je pense qu'il est important que chaque membre du couple se sente admiré et désiré, c'est très important pour sa propre confiance en soi.
Concrètement: je pense qu'il est important de ne pas se laisser aller.
Je ne veux pas dire qu'il faille faire 3 heures de fitness par jour et se mettre constamment sur son 31 (ou le stéréotype de la femme qui se réveil parfaitement maquillé chaque matin dans tous les films), mais on remarque que quand la routine se met en place nous acceptons que l'autre nous voie dans des situations impensables au début de la relation.
Il faut toujours vouloir plaire à l'autre et garder un jeu de séduction: se faire beau pour aller au restaurant, s'entretenir sportivement, se parfumer, éviter d'aller aux toilettes, de se curer le nez ou de se couper les ongles devant l'autre, etc......
Un couple qui ne se séduit plus et un couple mort.

5. L'admiration

Si vous n'admirez pas l'autre pour une raison ou une autre, votre couple repose sur un feu de paille et je vous assure qu'il ne durera que bien peu de temps.
Nous pouvons admirer l'autre pour un savoir-faire particulier, un talent particulier, un trait de caractère particulier, pour sa façon d'avoir traité une situation particulière, etc......
Cette admiration nous servira à surmonter les moments plus difficiles du couple et nous rappeler pourquoi nous aimons l'autre.
L'admiration fait partie de la couche profonde de l'amour, la partie intemporelle qui se renforce avec le temps.
Si la seule admiration que vous portez à votre partenaire est sa beauté, je ne donne pas cher de votre relation.
Concrètement: cette admiration doit être naturelle.
La plupart du temps, c'est elle la source du début de votre vrai amour (pas le pseudo-amour qu'est le coup de foudre).
L'important, c'est de se rappeler souvent la ou les raisons pour lesquelles vous admirez l'autre et le lui dire le plus souvent possible.

6. Le sexe

Le sexe est un moyen privilégié pour vivre un moment d'intense complicité avec l'autre.
L'acte en soi n'est peut-être pas le plus capital, mais, comme dit précédemment, le fait de se sentir désiré et admiré renforce notre confiance en soi.
Je ne vais pas minimiser le fait que le relâchement d'une certaine pression est plus qu'agréable et que donner du plaisir à l'autre est toujours très gratifiant.
Je pense qu'il est essentiel que les deux partenaires soient en accord dans ce domaine.
C'est souvent ce que l'on remarque en premier dans la relation et il est donc facile de calibrer à nouveau si ce n'est pas le cas.
Concrètement: Ce n'est pas forcément l'acte en soit qui est important, mais le fait de garder une certaine sexualisation dans le quotidien de la relation.

Je veux dire par là une envie de séduire et d'être séduit.
Un baiser passionné, une danse sensuelle, un regard évocateur, etc..... peuvent suffire à préserver cette flamme.
Je pense qu'il est aussi important que l'acte en soi ne devienne pas une routine, mais que l'on essaie continuellement de nouvelles voies pour exprimer cet art.

7. L'échange intellectuel

Beaucoup moins glamour, mais tout aussi essentiel.
L'autre personne doit vous enrichir intellectuellement et être du même niveau que vous.
Si vous êtes passionné par l'art de la renaissance et que l'autre ne s'intéresse qu'au football (sans s'attarder sur les stéréotypes), il est peu probable que votre couple tienne.
Un couple doit être capable d'avoir des conversations passionnantes sur des milliers de sujets différents sans jamais se lasser de l'autre.
Chaque jour, vous devez vous enrichir mutuellement.
Concrètement: Peu importe si les domaines intellectuels sont différents, l'important c'est que vous soyez dans la même continuité.
Je ne pense pas qu'un couple puisse marcher s'il y a un clivage intellectuel entre les 2.
Cet écart se transformera en ennui et en complexe d'infériorité, ce qui est incompatible avec la réussite d'une relation amoureuse.

8. Avoir et rechercher le même mode de vie

Un couple doit viser la même trajectoire de vie.
Il est impossible de prétendre à une relation solide et durable si l'un, par exemple, désire voyager continuellement et que l'autre a peur de l'avion et n'aime qu'être à la maison.
Un autre scénario improbable serait que l'un désire avoir un enfant et l'autre non.
À plus petite échelle et à plus court terme, un couple doit avoir la même vision du quotidien.
Si pour l'un il est essentiel de voir ses amis absolument tous les jours alors que pour l'autre le couple doit être la priorité, il en résultera une souffrance mutuelle accompagnée de nombreuses disputes.
Avant de commencer toutes relations, il est capital d'informer l'autre de son mode de vie et la trajectoire de vie visée.
Si vous ne partagez pas la même, je vous déconseillerais de commencer une histoire d'amour ensemble.
Je pense que des amoureux peuvent avoir de nombreuses divergences d'avis, c'est même cela qui donne l'intérêt d'une relation, cependant, je vois difficilement comment ils peuvent cohabiter sur le long terme s'ils ne partagent pas le même mode de vie.
Concrètement: Malheureusement, il n'y a qu'à constater le mal.
Le plus tôt possible est le mieux. Si vous ne partagez ou que vous ne visez pas le même mode de vie, votre couple sera un échec.

9. Partager les mêmes valeurs

Les valeurs influent souvent sur notre vision du mode de vie idéal et elles permettent de prendre les décisions nécessaires pour atteindre cet objectif.
Il n'est pas rare que les gens ne sachent pas précisément quelle vie ils désirent vivre.
Il n'est pas juste essentiel d'avoir les mêmes valeurs, il faut aussi les hiérarchiser de la même manière.
Si pour une personne avoir un couple sain est relégué à la dixième position alors que pour l'autre à la première, tôt au tard, une friction apparaîtra sur ce point.
Par exemple, ma copine et moi partageons la même passion pour le développement personnel,

ainsi, la croissance et l'amélioration de soi constante et notre valeur principale.
Concrètement: définir ses valeurs, connaître celle de son partenaire et conclure si celles-ci sont compatibles ou non est un exercice que chaque couple devrait faire.

10. Désirer que le couple fonctionne

Naïf ? probablement ! mais je pense que de nombreux couples échouent par simple paresse.
Vous savez, ce moment où l'on n'a plus envie de faire d'efforts pour que le couple fonctionne.
Je vous vois déjà venir en me disant que si l'on fait des efforts dans un couple c'est qu'il ne fonctionne déjà plus.
Oui, il faut faire des efforts, écouter l'autre, comprendre pourquoi il ressent telle ou telle émotion, se remettre en question quand il nous reproche quelque chose, ne pas se laisser aller, soutenir la séduction au quotidien, se creuser les méninges pour surprendre l'autre, etc....
Tout cela, ce sont des efforts, un travail supplémentaire à faire.
Si vous faites du sport pendant un week-end, ne vous attendez pas à avoir des résultats permanents.
Le sport est un travail d'endurance, l'entretien du corps se fait quotidiennement.
Le couple, c'est exactement la même chose, on peut l'avoir entraîné pendant 5 ans, il suffit d'un petit relâchement d'un mois ou deux pour que tout s'effondre.
Pour cela, il faut que les deux membres du couple soient fortement motivés pour faire fonctionner celui-ci.
Si l'un manque d'énergie momentanément, l'autre devra redoubler d'efforts pour compenser cette baisse temporaire.
Concrètement: c'est ne pas se laisser aller, continuer à communiquer quand quelque chose ne va pas, séduire l'autre, surprendre, admirer, etc......
En fait, c'est continuer de respecter les 9 points ci-dessus avec la même énergie et la même motivation qu'au tout début.

Conclusion

Ces 10 points ne répondent bien sûr pas à tous les critères pour qu'un couple fonctionne.
Mais selon moi, ils représentent ce qu'il y a de plus capital.
Si un seul de ces points n'est pas respecté, je pense qu'il est impossible d'envisager une relation durable et saine.
Les autres points seraient secondaires et tout à fait surmontables si les principaux sont respectés.
Et n'oubliez pas qu'une vie à deux, ça se travaille à 2
Pour que l'amour d'un couple dure, il faut que les deux aient envie d'y travailler.
Chacun doit être prêt à fournir les efforts pour maintenir l'harmonie ou l'améliorer.
À défaut de cette volonté commune, le couple risque de ne pas durer, et inutile alors de s'acharner.
« En revanche, si vous y travaillez à deux, vous pouvez raviver la flamme, être plus heureux ensemble ou changer certains comportements, et ce, même après 10, 20 ou 30 ans de vie commune ».
Rien n'est parfait, dans un couple.
Tout le monde peut faire des faux pas, blesser l'autre, le décevoir.
L'important est de reconnaître ses erreurs et, surtout, de les réparer, en évitant de les répéter, en changeant d'attitude ou en accomplissant un geste concret, selon la situation.
« On ne peut demander à l'autre de nous pardonner si on ne s'emploie pas à réparer la faute ou si on la répète ».
Dans un couple, l'harmonie n'est pas l'absence de conflits, mais bien la capacité de gérer les disputes.

Comment? Quelques règles d'or:
– Oubliez le «tu» accusateur et optez pour le «je».
L'autre se sentira moins agressé, et vous parviendrez ainsi à mieux exprimer ce que vous ressentez.
– Écoutez l'autre et reconnaissez la légitimité de sa frustration, cela évitera l'escalade du conflit.
– Évitez d'injurier l'autre ou de tenir des propos dégradants.
 S'aimer, ce n'est pas fusionner en un être unique.
Chacun des conjoints a besoin d'avoir des amis, des activités et des moments qui lui sont propres.
Ces moments personnels sont nécessaires à l'équilibre de chacun et du couple, car vous ne pouvez répondre réciproquement à tous vos besoins.
« Pour rester vivant et évoluer, un couple, tout comme un individu, doit avoir des projets».
Attention, il ne s'agit pas ici de rénover le sous-sol, mais plutôt de continuer à trouver des façons de vivre plus d'intimité, d'être plus heureux avec l'autre, de faire des activités différentes ensemble et de vivre de nouvelles expériences à deux, et ce, en acceptant de prendre des risques et d'explorer des terrains inconnus.
Vous aimez votre conjoint? dites-le-lui plus souvent.
Vous appréciez une de ses qualités ou un de ses talents? complimentez-le.
Il semble fatigué? dorlotez-le un peu.
Souvenez-vous des gentillesses, des mots doux, de la tendresse que vous aviez l'un pour l'autre, à vos débuts. Remettez-les à l'ordre du jour.
Soyez aimants, attentionnés l'un envers l'autre.
Dans la routine du quotidien, on a tendance à tenir l'autre pour acquis.
Résultat: on a souvent plus d'égards et d'attentions pour nos amis que pour le conjoint qui partage notre vie.
La sensualité attise le désir et fait partie de la sexualité, mais aussi de la vie amoureuse.
Les caresses, les baisers, la main qu'on tient, la taille qu'on enlace: toutes ces marques d'affection créent un climat propice à l'amour.
Or, nombreux sont les couples qui ne se touchent que pour faire l'amour et qui négligent les gestes tendres et sensuels, le reste du temps.
«Certains hommes ont tendance à sexualiser le moindre câlin, ce qui rebute leurs conjointes, qui finissent par éviter les marques d'affection dont elles auraient pourtant besoin ».
Un scénario catastrophe tant pour la vie sexuelle qu'amoureuse.
La solution? en parler ouvertement et exprimer son besoin.
Pour aller au théâtre, à un souper entre amis ou à un rendez-vous chez le dentiste, on bloque une case de l'agenda et on réserve une gardienne: on trouve du temps.
Pourquoi ne pas en faire autant pour votre couple? si vous avez des enfants, le rendez-vous amoureux avec votre conjoint.
Il faut le prévoir et l'inscrire à l'agenda, faute de quoi, vous risquez de ne pas prendre le temps de le concrétiser.
Sa fréquence peut être d'une fois ou plus par semaine, mais d'au moins deux fois par mois.
Et que ce soit pour une soirée ou un après-midi: on fait garder les enfants.
Le jour de la semaine peut changer ou non, le programme, lui, devrait varier.
Et qu'importe l'activité (cinéma et souper au resto, patinage main dans la main, soirée érotique à la maison, massage à deux avant d'aller prendre un verre et danser), le menu doit comprendre romantisme, intimité, amour, séduction et sexualité…
Histoire de vous rappeler qu'en plus d'être parents, vous êtes un couple.
Un tel rendez-vous vous semble dénué de spontanéité? votre horaire surchargé l'est sans doute tout autant! rassurez-vous, il ne s'agit pas d'une nouvelle religion, mais d'un heureux compromis, qui consiste à trouver un moyen de tenir compte à la fois de «votre» façon et de «sa» façon de faire.

Attention, il ne s'agit pas de choisir l'une d'elles, mais bien de trouver le «notre» façon, qui se rapproche le plus possible des deux positions.
Par exemple, vous souhaitez recevoir vos parents tous les dimanches, mais votre conjoint rouspète et trouve la fréquence excessive.
Pourrait-il se joindre à vous seulement une fois sur deux et, le reste du temps, en profiter pour faire une activité qu'il aime? ou encore, pourquoi ne pas réduire la fréquence des visites à trois fois par mois et réserver un dimanche pour votre couple ou votre famille? autre option: vous pourriez choisir de recevoir vos parents deux fois par mois et de les revoir une troisième fois, dans le cadre d'une sortie, seule avec eux.
Bref, les possibilités ne manquent pas, et il s'agit de pratiquer l'art du compromis et de la négociation en tenant compte des deux points de vue, des deux besoins et des deux façons de faire.
Un incontournable…
Impossible pour votre conjoint de répondre à vos besoins relationnels si vous ne les exprimez pas.
Vous avez besoin de sa présence? vous souhaitez recevoir plus de tendresse? vous aimeriez qu'il participe davantage à un aspect de votre vie? vous avez envie de quelque chose? n'attendez pas qu'il devine vos pensées et laissez tomber les «messages subtils»: c'est à vous d'exprimer vos désirs et de créer les conditions favorables pour qu'il puisse y répondre.
Et vice-versa.
«Aimer, c'est considérer que le besoin de l'autre est aussi important que le mien.»
Inspirée des théories sur les relations interpersonnelles, cette définition de l'amour, plus pragmatique que poétique, a le mérite de mettre à égalité les besoins et les responsabilités des deux conjoints.
Concrètement, elle propose, dans tout ce que vous faites ou décidez, de tenir compte de vous-même, mais aussi de l'autre.
Il ne s'agit pas pour les conjoints de répondre à tous leurs besoins, mais d'avoir une considération réciproque pour ceux-ci.
« Un couple, c'est une décision de raison.
L'amour passionnel dure 6 mois à 3 ans, il se situe dans la tête, dans notre cerveau archaïque et émotionnel.
Pour qu'il dure 30 ans, il faut le choisir.
Et se lancer...
On ne peut garder sans cesse un pied sur le ponton et l'autre dans le radeau.
Il faut décider d'embarquer réellement, de larguer les amarres, sinon c'est le grand écart et on finit par tomber à l'eau. »
« Beaucoup de trentenaires qui, suffisamment stressés par leur vie professionnelle, ne veulent pas s'ajouter.
Ils cherchent à trouver quelqu'un qui leur ressemble, pour fonder un couple rationnel, et naviguer sur la Loire, bien plate et bien tranquille.
C'est un risque mesuré.
Mais ça manque parfois de fun et de passion! alors ils s'ennuient et se séparent au bout de 7 ans.
Descendre les gorges de l'Ardèche, c'est plus excitant.
Mais plus risqué: cela suppose d'accepter pleinement l'autre, l'aventure, et le fait que les accidents font partie du voyage...
Si la différence crée le conflit, elle fait l'intérêt et la complémentarité d'un couple. »
« Certains chrétiens ne s'autorisent pas toujours à s'occuper d'eux.
Pour ma part, je préconise d'éviter les concessions dans un couple; ce sont des bombes à retardement.
Il est primordial de ne pas sacrifier ses besoins personnels, de veiller à les identifier et à les satisfaire tout au long de sa vie.

C'est une condition pour être fécond, pouvoir donner à son couple et à ses enfants.
N'ayez pas non plus d'attente démesurée à l'égard de votre conjoint, n'attendez pas qu'il assouvisse tous vos besoins, par exemple: ce n'est ni un médecin, ni un médicament.
Chacun doit être équilibré avant d'investir un couple.
Un besoin affectif se règle chez le psy. Une fois réglé, il permet d'aimer l'autre pour lui-même, en vérité. »

« Un couple nécessite des efforts permanents, ce qui n'est pas toujours facile à accepter pour une génération élevée sans frustrations.
C'est pour cela que je répète qu'un couple, ce n'est pas 1 + 1 = 2, mais 1 + 1 = 3: toi, moi et notre relation.
Prendre soin de sa relation demande du temps, de la disponibilité, de la bonne volonté.
Et ce n'est pas évident à loger dans nos agendas.
J'invite les amoureux à dialoguer, selon la méthode que j'ai nommée: écouter, Comprendre, Accepter.
Faite une thérapie de couple, instauré une qualité d'écoute fondamentale pour mieux s'entendre, à Comprendre l'autre, pourquoi il réagit ainsi, en quoi sa réaction vient en résonance avec son histoire, sa culture, etc.......
Ainsi, on parvient à accepter l'autre, tel qu'il est: différent.
Aimer, c'est prendre son conjoint tel qu'il est, avec ses qualités et ses défauts, en évitant la tentation de vouloir le changer.
Aux femmes qui se lamentent : "je voudrais qu'il parle et qu'il m'écoute", je réponds toujours: "Prenez plutôt une femme!" et je les aide à identifier les déclarations d'amour de leur conjoint, qui ne sont pas toujours verbales: surprise, service, attention, gestes... »

« Pour durer, appuyez-vous sur 4 piliers: communication, tendresse et sexualité, valeurs et engagement.
Avec l'âge, la sexualité évolue et n'est pas toujours aussi active qu'aux débuts du couple.
Ce n'est pas pour autant que l'amour n'existe plus! la passion s'émousse mais laisse place à la tendresse, qui manifeste le respect et la confiance qui se sont instaurés.
Il faut des valeurs communes pour bâtir un couple.
Les valeurs contradictoires ne sont pas rédhibitoires, à condition d'être capable de décrypter ce qu'il y a derrière.
Pourquoi suis-je pour l'école publique et mon conjoint pour l'école privée? pourquoi est-il dépensier et qu'il me trouve égoïste? souvent, nos valeurs reflètent la partie cachée d'un iceberg, qui s'est formée à travers notre histoire, notre vécu, et qu'il est passionnant de découvrir à deux.
Certains jeunes cherchent davantage à former un couple heureux qu'un couple durable.
Or tout l'enjeu et la difficulté consiste à être un couple heureux et durable.
On ne peut former un couple sans engagement.
Ni de C-D-D ni de C-D-I, c'est un engagement volontaire librement consenti, sans arrêt renouvelable. »

À vous mesdames et messieurs.

À bientôt !

BIOGRAPHIE

Joan Poulet né le 18 octobre 1981, à Béthune dans le Pas de Calais en France .

En 1999 il suit des cours d'employé technique de collectivité ou il décrocha son diplôme donc il commence à travailler à l'age de 17 ans il effectua différent métier, Vendangeur, Cuisinier, Aide-Maternelle, Agent de sécurité, Maître-Chien Brancardier, Agent de nettoyage, intérimaire, Gardien-Animalier, Vendeur, Soudeur.

Le 30 décembre 2000 il et papa d'un fils.

Et le 4 juin 2002 d'une fille.

Le 15 septembre 2007 il se marie.

En juillet 2008 il quitta avec sa femme et c'est 2 enfants le Pas de Calais pour aller rejointe sa mère donc il et très proche qui habita dans la somme en France.

Il commence à écrire un livre sur l'harcèlement suite qui a subi lui aussi l'harcèlement au travail en 2002 ou sa patronne le faisait travailler 36 heures d'affiler et elle le menacer de le virer si il quitter le site et le faisait travailler pendant ses congés et si i refuser elle le métrer sur des sites dégradante et risquer.

Et de même en 2016 ou son patron le rabaisser, l'insulter, l'humilier devant c'est clients, amis et d'autre personnes et le menacer que si il garder pas son masque pendant ses horaires de travaille qui allai recevoir un courrier et il le méta en danger en le faisant monter en hauteur sans sécurité c'est la qui commence à déprimer et qui ce tait sa mère voyant qui n'allait pas bien heureusement que sa mère a vue car il aurai fait cette bêtise irréparable.

De même pour sa fille en 6 ème ou elle ce faisait frapper, insulter, dégrader, humilier, et un compte anti avec son prénom sur un célèbre réseau social ou ils devient la frapper à mort a la sortie du collège en la filmant et le déposant sur ce réseau social et que sa mère a monter voir sa fille dans sa chambre suite qui travailler car on ne la voyant pas sa petite fille et qu'elle ne l'attendez pas elle étai sur le point de faire irréparable.

Donc cela la beaucoup travailler et il a fait ce livre mettre fin a l'harcèlement qui ce trouve partout.

Joan prend plaisir a l'écriture il continue et continuera à écrire des livres car cela devient pour lui est une passion qui durera.

Ce que Joan dit toujours, écrire, c'est lire en soi pour écrire en l'autre, Ce n'est pas pour devenir écrivain qu'on écrit, C'est pour rejoindre en silence cet amour qui manque à tout amour, entre moi et le monde, une vitre, écrire est une façon de la traverser sans la briser, l'écriture, c'est le cœur qui éclate en silence.

Je dédicace ce livre à ma mère, mon père, mes enfants, ma femme, mes frères a ma famille et amis, amies et sur tous a mes lecteurs.